AF404101

DE

L'ACTION D'ARRÊT OU INHIBITION

DANS LES

PHÉNOMÈNES PSYCHIQUES

LÉSIONS DE LA VOLONTÉ DES AUTEURS

PAR

Charles LANGLE

Docteur en médecine de la Faculté de Paris.

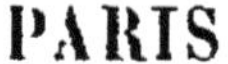

PARIS

A. PARENT, IMPRIMEUR DE LA FACULTÉ DE MÉDECINE

A. DAVY, Successeur

52, RUE MADAME ET RUE CORNEILLE, 3

1886

DE

L'ACTION D'ARRÊT OU INHIBITION

DANS LES

PHÉNOMÈNES PSYCHIQUES

DE
L'ACTION D'ARRÊT OU INHIBITION

DANS LES

PHÉNOMÈNES PSYCHIQUES

LÉSIONS DE LA VOLONTÉ DES AUTEURS

PAR

Charles LANGLE
Docteur en médecine de la Faculté de Paris.

PARIS

A. PARENT, IMPRIMEUR DE LA FACULTÉ DE MÉDECINE

A. DAVY, Successeur

52, RUE MADAME ET RUE CORNEILLE, 3

1886

DE
L'ACTION D'ARRÊT

OU INHIBITION

DANS LES

PHÉNOMÈNES PSYCHIQUES

LÉSIONS DE LA VOLONTÉ DES AUTEURS

Il y a une influence des centres nerveux qui se manifeste, non point par un mouvement, mais par un arrêt ou suspension. C'est à cette influence qu'on a donné le nom d'inhibition, vieux mot de jurisprudence, tiré de l'oubli, qui signifie empêchement.

M. Brown-Séquard a particulièrement appelé l'attention sur le rôle que joue le phénomène de l'arrêt dans la physiologie de l'innervation. Des faits expérimentaux qu'il a publiés dans les *Archives de Phy-*

6

siologie de 1862, cet éminent physiologiste a déduit les conclusions suivantes, à savoir :

Que la moelle épinière peut perdre son excitabilité motrice par une influence d'arrêt, influence inhibitoire provenant d'une irritation encéphalique ; de même que l'encéphale peut perdre son excitabilité motrice par une influence d'arrêt provenant de la moelle épinière.

Bien avant la communication de Brown-Séquard, Ed. Weber avait démontré, à l'aide d'expériences irréfutables, que l'excitation du nerf vague non seulement n'augmente pas l'activité du cœur, mais même la paralyse.

Plus tard, Claude Bernard émit l'opinion que la corde du tympan doit être considérée comme exerçant une action non pas seulement excitatrice, mais encore modératrice sur les glandes salivaires.

Enfin, Rosenthal prouva que les mouvements respiratoires, au fond involontaires, sont suspendus ou arrêtés par l'excitation des filets du nerf laryngé supérieur.

Or, cette notion du phénomène de l'arrêt, envisagé jusqu'ici par rapport aux actions motrices de la moelle et du bulbe, peut, croyons-nous, s'appliquer aux faits d'ordre plus élevé, aux actes psychiques, en un mot. Aussi bien les mêmes lois président-elles au fonctionnement de toute substance nerveuse tant cérébrale que médullaire.

Les exemples d'action d'arrêt sont d'une banalité

extrême. La peur cloue un homme au sol et l'empêche de fuir un danger imminent. Sous l'influence d'une émotion vive, agréable ou pénible, nous sentons la parole s'étrangler et les mots commencés rester inachevés. Cette même émotion suspend la sécrétion de la salive et du suc gastrique et supprime temporairement l'appétit, preuve évidente de l'influence exercée par les centres nerveux supérieurs sur les organes de la vie végétative.

On voudra bien nous pardonner l'énumération de faits d'ordre aussi vulgaire. En les rappelant, nous avons voulu, qu'on nous passe l'expression, montrer en gros l'influence inhibitoire, nous réservant de l'étudier avec soin dans quelques opérations psychiques et plus spécialement dans certains faits de pathologie mentale.

Nous diviserons notre sujet en deux parties. Dans la première nous considèrerons l'inhibition normale ou physiologique ; dans la seconde nous placerons l'exposé des faits pathologiques reconnaissant pour cause une perversion ou une exaltation de la fonction inhibitoire.

Qu'il nous soit permis de remercier ici M. le Dʳ Jules Falret, à qui nous avons voué une éternelle reconnaissance pour les inoubliables bienfaits dont il nous a comblé.

Nous remercions aussi M. le Dʳ Jules Cotard à qui nous devons l'idée première de notre thèse et qui ne nous a pas ménagé ses conseils éclairés dans l'accomplissement de notre travail.

Nous n'avons garde d'oublier M. le D' Ch. Féré qui nous a fourni d'utiles renseignements avec une bienveillance sans égale.

Nous prions enfin M. le professeur Charcot d'agréer la sincère assurance de notre gratitude pour l'insigne honneur qu'il nous fait en daignant accepter la présidence de notre thèse.

———

PREMIÈRE PARTIE

DE L'INHIBITION PHYSIOLOGIQUE
OU NORMALE.

Il est admis par la plupart des psychologues modernes que nos idées, nos sentiments, nos désirs tendent à se traduire par un acte ou mouvement.

« Les images, dit Griesinger, deviennent ten-
« dances et volitions selon une nécessité interne,
« dans laquelle, parmi les opérations les plus in-
« times de la vie psychique, nous retrouvons les
« lois fondamentales de l'action réflexe. » Voyez le nouveau-né : chez lui la réaction motrice des idées est immédiate et fatale. De là cette profusion de mouvements variés à l'infini et que l'éducation s'applique à réfréner.

Chez l'enfant, l'idée fait pour ainsi dire explosion. Chez cet être spinal, comme l'appelle Virchow, la plus petite excitation produit, comme sur la grenouille décapitée, une extrême diffusion de mouvements. Or, pourquoi cette fatalité, cette instantanéité de l'acte réflexe? C'est que chez le nouveau-né les centres modérateurs ou inhibitoires ne sont pas encore constitués ; c'est que le mécanisme d'arrêt n'est pas encore établi.

Peu à peu, il est vrai, et progressivement, l'influence modératrice se fera jour et le petit enfant qui aura une première fois porté ses mains à la flamme d'un foyer, ne recommencera plus cette imprudente tentative, empêché, *inhibé* qu'il sera par le souvenir pénible de la brûlure. Et à mesure qu'il grandira, il se formera ainsi dans son cerveau, à la suite d'expériences répétées, de nouveaux centres d'images, centres de réactions puissantes qui maîtriseront, suspendront ou arrêteront les autres manifestations nerveuses.

Telle qu'elle est, cette influence d'arrêt se montrant ainsi au seuil de la vie psychique, constitue l'embryon de la volonté, l'ébauche du caractère. Certes, nous n'irons pas jusqu'à soutenir avec certains psychologues que la volonté peut se ramener à une action d'arrêt, car il est certaines manifestations volontaires où l'on voit toutes les forces motrices déchaînées pendant que la faculté modératrice est réduite à néant. Mais on peut, néanmoins, avancer que la plupart de nos actes volontaires sont formés de deux éléments distincts : l'élément impulsif et l'élément inhibitoire.

La délibération qui précède l'acte final serait l'expression du conflit qui s'élève entre ces deux éléments.

Chacun peut, par l'observation intime, se rendre compte de la coexistence de ces deux modes d'activité contraire. Chacun a conscience du combat qui se livre au dedans de lui, combat de tous les instants qui se traduit tantôt par l'hésitation dans l'acte à accomplir, tantôt par un doute invincible dans les idées, tantôt enfin dans la sphère des sentiments, par les alternatives et les tiraillements de la passion. Cette dualité évidente est clairement exprimée par les paroles du malade dont nous donnons plus loin l'observation.

« Je sens qu'il y a deux personnes en moi, deux volontés, et ces deux volontés successives se contrebalancent et me font rester en place. »

En résumé, si nous pouvons produire le mouvement, nous pouvons aussi l'arrêter ou le suspendre, et à côté du pouvoir psycho-moteur, on doit placer le pouvoir inhibitoire, qui, en langage physiologique, n'est autre chose que la faculté que nous possédons de supprimer le dernier terme de l'action réflexe ; une excitation est produite, elle est transmise par les voies centripètes aux cellules de l'écorce cérébrale, lesquelles transmettraient fatalement l'influx nerveux aux filets moteurs correspondants, n'était l'intervention d'un nouveau facteur, le pouvoir inhibitoire. A l'appareil réflecteur se trouverait donc annexé un mécanisme particulier dont la mise en activité agirait sur les réflexes cérébraux, comme le nerf vague sur le cœur.

A côté des centres psycho-moteurs, dont on connaît pour la plupart la localisation exacte, il existerait parallèlement des centres psycho-inhibitoires dont la détermination est jusqu'ici hypothétique, encore qu'un physiologiste russe, Setchenoff, dise avoir constaté dans le cerveau de la grenouille l'existence d'organes semblables.

Ferrier (fonctions du cerveau), traitant du phénomène de l'arrêt, à propos de la formation de l'attention, place dans les lobes frontaux la faculté modératrice. Cet auteur appuie son opinion sur des données expérimentales et pathologiques. L'électrisation de ces parties de l'encéphale ne provoque aucune manifestation motrice. « L'ablation des lobes frontaux ne provoque pas de paralysie motrice, ni d'autres effets physiologiques visibles, mais elle entraîne une sorte de dégénérescence mentale qui, en dernière analyse, peut se réduire à la perte de l'attention.

D'autre part, les phrénologistes ont localisé, non sans apparence de raison, les facultés réflectives de l'homme dans les régions frontales du cerveau. Et c'est une opinion généralement acceptée par les gens du monde que le développement frontal est la marque distinctive de la puissance intellectuelle.

Au demeurant, quelles que soient les théories proposées, et bien que le substratum physiologique de la faculté en question soit encore hypothétique, il nous semble permis d'admettre que le phénomène de l'attention ou de la concentration de la pensée ne peut s'accomplir qu'en vertu d'un mécanisme d'arrêt.

« Penser, dit Alexandre Bain (*Les sens et l'intelligence*), c'est se retenir de parler ou d'agir. »

Cette proposition devrait passer pour absurde si on n'en considérait que la lettre. Car il est évident que dans la plupart des cas, nous agissons et pensons simultanément. Il n'y a que les actes automatiques purs d'où l'élément intellectuel soit banni. Mais le philosophe anglais a voulu envisager le phénomène de la pensée, en tant que dégagé de toute manifestation extérieure. Et comme telle, la pensée doit être définie avec Setchenoff : « une action réflexe psychique réduite à ses deux premiers tiers, c'est-à-dire dont la fin seule — le mouvement — ferait défaut.

Le phénomène de l'attention, qui est la forme la plus élevée de la pensée, met encore plus en lumière le mécanisme de l'arrêt. M. Ribot, avec le philosophe italien Sergi, définit l'état d'attention une différenciation de la perception produisant une plus grande énergie psychique, dans certains centres nerveux, avec une sorte de catalepsie temporaire des autres centres.

Ferrier exprime la même idée en des termes différents, quant il dit : En réprimant la tendance à la diffusion externe dans les mouvements actuels, nous augmentons la diffusion interne et nous concentrons la conscience. Et plus loin : « La faculté de fixer l'attention et de concentrer la conscience dépend de l'*inhibition* du mouvement. Pendant le temps où nous sommes occupés par une idéation attentive, nous supprimons les mouvements actuels. Quand nous pensons profondément, les actions automatiques elles-mêmes sont arrêtées, et on peut dire qu'un homme qui, en se promenant, tombe dans une méditation profonde, s'arrête et reste en repos. »

Nous arrêterons ici les considérations de psychologie pure, pour aborder le terrain plus sûr de l'observation clinique.

Toutefois, avant d'arriver aux faits pathologiques se rattachant au mécanisme de l'inhibition, nous examinerons d'une manière succincte et sous forme de transition, certains états nerveux où ce mécanisme peut être décelé.

Ces états nerveux sont l'extase et l'hypnotisme.

Ces sortes de troubles névropathiques sont trop connus pour que nous ayons à les décrire ici. Nous dirons seulement, pour ne pas sortir de notre sujet, qu'un de leurs principaux caractères, consiste dans une sorte d'anéantissement du pouvoir volontaire, dans une aliénation de la volonté. L'extatique, et nous prenons pour type sainte Thérèse, dont les écrits si fins et si délicats peuvent nous offrir toute la valeur d'une bonne observation psychologique — l'extatique, disons-nous, présente un arrêt ou suspension de l'activité des centres moteurs, et aussi des centres sensoriels. Les fakirs de l'Inde arrivent à une si grande contention d'esprit qu'ils ne remarquent rien de ce qui se passe autour d'eux, et que toutes leurs facultés sont pour ainsi dire absorbées par la méditation sur la divinité ou sur les beautés de la création. Ils tombent dans un état d'extase et de ravissement qui les rend insensibles et indifférents à tout objet terrestre. Dans l'extase, l'inhibition ne porte pas seulement sur les mouvements, mais encore sur les sensations. Toute diffusion extérieure est supprimée pendant qu'un état de conscience d'une intensité extrême s'élève dans l'entendement, l'occupe tout entier, absorbant de vers lui la plus grande somme de l'activité nerveuse. Laissons plutôt parler sainte Thérèse décrivant avec une rare justesse ses ravissements en Dieu : « Souvent mon corps devenait si léger qu'il n'avait plus de pesanteur ; quelquefois c'était à tel point que je ne sentais plus mes pieds toucher à terre. Tant que le corps est dans le ravissement, il reste comme mort et dans une impuissance absolue d'agir. Il conserve l'attitude où il a été surpris ; ainsi, il reste sur pied ou assis, les mains ouvertes ou fermées, en un mot, dans l'état où le ravissement l'a trouvé. Quoique d'ordinaire on ne perde pas le sentiment, il m'est cependant arrivé d'en être entièrement privée. Ceci a été rare et a duré fort peu de temps. »

On peut rapprocher du récit de sainte Thérèse, la relation détaillée que le père Surin, si longtemps mêlé à la célèbre affaire des Ursulines de Loudun, donne de son état mental : « Je ne saurais vous exprimer ce qui se passe en moi durant ce temps (quand le démon passe du corps de la possédée dans le sien) et comme cet esprit s'unit avec le mien, sans m'ôter ni la connaissance, ni la liberté de mon âme, en se faisant néanmoins comme un autre moi-même, et comme si j'avais deux âmes, dont l'une est dépossédée de son corps et de l'usage de ses organes, et se tient à quartier en voyant faire celle qui y est introduite. Les deux esprits se combattent dans un même champ qui est le corps, et l'âme est comme partagée; selon une partie de soi, elle est le sujet des impressions diaboliques, et selon l'autre, des mouvements qui lui sont propres ou que Dieu lui donne. Quand je veux, par le mouvement d'une de ces deux âmes, faire un signe de croix sur une bouche, l'autre me détourne la main avec une grande vitesse; quand je veux parler, on m'arrête la parole; à la messe je suis arrêté tout court; à table, je ne peux porter le morceau à ma bouche; à la confession, j'oublie tout à coup mes péchés et je sens le diable aller et venir chez moi comme en sa maison. »

L'annihilation du pouvoir volontaire, l'inhibition des mouvements s'observent également dans le sommeil hypnotique ou somnambulique.

Le physiologiste Heidenhain explique l'hypnotisme par une action d'arrêt. Il se produirait, d'après cet auteur, une suspension d'activité des cellules nerveuses corticales, peut-être par changement de disposition moléculaire, de cette manière, le mouvement fonctionnel de la substance grise serait interrompu. — Quoi qu'il en soit de cette dernière hypothèse, le fait reste constant, à savoir que l'individu soumis au sommeil hypnotique subit d'une façon évidente l'influence d'arrêt. M. Charles Richet, dans la *Revue philosophique* de 1883, rapporte qu'un médecin de Breslau « avait affirmé à Heidenhain que le magnétisme ne ferait aucune impression sur lui ; mais, après qu'il eut été endormi, il ne put prononcer aucune parole. Reveillé, il déclara qu'il aurait pu très bien parler, et que s'il n'avait rien dit, c'était parce qu'il n'avait rien voulu dire. Nouvel engourdissement par quelques passes, nouvelle impuissance de la parole ; on le réveille encore, et il est forcé de reconnaître cette fois, que s'il ne parlait pas, c'est qu'il ne pouvait pas parler. »

Brown-Séquard (1) expliquant le mécanisme de l'hypnotisme dit : L'acte initial lui-même à l'aide duquel un individu est jeté dans l'hypnotisme n'est qu'une irritation périphérique (d'un sens ou de la peau) ou centrale (par influence d'une idée ou d'une émotion), qui produit une diminution ou une augmentation de puissance dans certains points de l'encéphale de la moelle épinière ou d'autres parties, et le braidisme ou l'hypnotisme n'est rien autre chose que l'état très complexe de perte ou d'augmentation d'énergie dans lequel le système nerveux et d'autres organes sont jetés sous l'influence de l'irritation première, périphérique ou centrale.

(1) *Gazette hebdomadaire* 1883, p. 137.
Langle.

Essentiellement donc, l'hypnotisme n'est qu'un effet et un ensemble d'actes d'inhibition et de dynamogénie.

M. Charles Féré a démontré expérimentalement (Sensation et mouvement. — *Revue philosophique*, octobre 1885), la relation intime et nécessaire qui existe entre le mouvement et toute sensation ou toute représentation mentale. Mais si l'excitation produit une dynamogénie, elle peut aussi produire l'inhibition. C'est ce dernier fait que M. Ch. Féré a voulu établir dans un mémoire qui doit paraître en mars, et dont l'auteur a bien voulu nous donner la primeur : « Sur plusieurs hystériques présentant une anesthésie prédominante d'un côté du corps, on immobilise même imparfaitement les doigts, la main et l'avant-bras d'un côté avec une bande élastique, ou même une simple bande de toile, enroulée autour du membre et modérément serrée ; il se produit alors une modification de la sensibilité des plus remarquables. Si la compression a été un peu forte, le sujet perd la notion de la position de son bras, et en même temps la sensibilité générale et spéciale s'affaiblit dans tout le côte du corps correspondant. »

Les sujets d'une constitution robuste offrent en quelque sorte une force statique plus considérable qui leur permet de résister aussi bien à la dynamogénie qu'à l'inhibition, et à ne présenter sous l'influence d'un agent quelconque que des réactions modérées. Les névropathes au contraire et en particulier les hypnotiques sont dans un état d'équilibre instable, ils ressemblent à la balance folle qu'un simple attouchement suffit à faire dévier dans un sens ou dans l'autre. Chez eux les effets des agents dynamogènes et inhibitoires sont très marqués. Chez une hystérique hémianesthésique et hémiparétique il est possible de diminuer encore la sensibilité générale et spéciale du côté le plus faible, en comprimant circulairement le bras avec une bande d'Esmarch. En même temps que la diminution de la sensibilité on voit se produire un état parétique prédominant dans le membre comprimé et pouvant aller jusqu'à la paralysie. La même action inhibitoire sur la sensibilité peut être obtenue par la production d'une contraction des muscles de l'avant-bras que l'on provoque dans la léthargie et que l'on laisse persister après le réveil. La parésie ou la paralysie et la contracture s'accompagnent également d'une diminution de la sensibilité, c'est ce que l'on observe d'ailleurs chez les mélancoliques dont quelques-uns absolument passifs se présentent dans un état voisin de la résolution musculaire.

Dans l'état somnambulique les phénomènes d'inhibition sont encore plus facilement obtenus, et leur influence est plus manifeste sur les états faibles que sur les états forts : ainsi un état hallucinatoire est plus facilement modifié qu'une sensation réelle ; un acte suggéré plus facilement qu'un acte spontané. Nous devons à l'extrême bienveillance de

M. le Dr Féré, d'avoir pu constater de visu ces curieux phénomènes.

C... est en somnambulisme, on lui suggère un rat blanc au coin de la cheminée. Elle a peur. On lui serre le bras gauche. La peur cesse. Elle ne voit plus le rat. On lâche. L'attitude craintive reparaît. On la familiarise avec l'animal. Elle finit par le prendre sur les genoux. Chaque fois qu'on lui serre le bras, elle cherche le rat qu'elle ne trouve plus, mais qui reparaît, sitôt que la compression cesse.

On lui donne une demi-douzaine de morceaux de papier en lui enjoignant de les plier en quatre : elle commence sa besogne. On lui comprime simplement la cuisse gauche. Elle s'arrête. Si on lui demande pourquoi : « Je ne sais pas, répond elle, quelque chose me pousse à plier ces morceaux de papier, mais quelque chose de plus fort m'en empêche. » Si l'on cesse la compression, elle reprend automatiquement sa besogne.

Ces mêmes phénomènes sont exactement reproduits chez une seconde malade. Elle est endormie par les procédés ordinaires. Pendant le sommeil somnambulique, M. Féré lui suggère la vue d'un oiseau. Elle se lève pour prendre l'oiseau ; et pendant qu'elle le caresse sa figure exprime le contentement. M. Féré lui serre la cuisse, et au même instant elle devient anxieuse, son visage est empreint de tristesse, elle cherche l'animal dont elle n'a plus la vision.

Dans ce même ordre de faits, nous devons rapporter l'intéressante relation d'un cas de léthargie provoquée par l'application d'un aimant, relation publiée il y a quelques années par M. Landouzy. Il s'agit d'une malade entrée dans le service de M. le professeur Hardy, pour des accidents d'*hysteria major*, contractures, paralysies, chorée saltatoire, etc. Au moment où fut faite la première application d'aimant, cette malade ne présentait plus d'autres manifestations hystériques qu'une humeur un peu bizarre, avec des accès de météorisme abdominal très douloureux. Voici ce qu'observa M. Landouzy :

Le 2 janvier 1879, voulant soumettre notre hystérique (L..., Marie, 23 ans) à l'épreuve de l'aimant sans qu'elle sût ce qui allait lui être fait, nous commençâmes par bander les yeux de la malade, qui reposait au lit dans le décubitus horizontal. Comme à ce moment L... se plaignait de douleurs dans le ventre, distendu par un météorisme considérable, nous mîmes les pôles de l'aimant immédiatement en contact avec les parois abdominales au niveau de la légion ombilicale. L..., qui ignorait et ce qu'on faisait et ce qu'on cherchait, n'accusa d'autre sensation que celle du froid exactement perçue dans les points de contact. Les choses étant ainsi disposées, nous causâmes avec la malade, espérant, en détournant son attention, lui faire oublier la sensation du froid qu'elle avait accusée au moment même de la pose de l'aimant; deux minutes environ après le début de l'expérience, nous surprimes, c'est là un détail dont on verra tout à l'heure toute l'importance, dans le poignet droit et dans la commissure labiale droite de petits mouvements convulsifs; au même instant, la parole de la malade (ne ressentant rien de particulier elle continuait de répondre à nos questions), se ralentit et s'alourdit comme le fait la conversation d'une personne qui tombe de sommeil, puis la malade se tut. C'est alors que nous eûmes beau élever la voix, solliciter son attention en lui prenant la main, en lui secouant le bras, en la pinçant, en la piquant même fortement, rien n'y fit. La malade semblait plongée dans un sommeil profond avec anesthésie générale et résolution musculaire. Voyant durer cet état, qui ressemblait (n'était l'anesthésie absolue) à un sommeil naturel, nous retirâmes l'aimant; au bout de six secondes, nous surprîmes dans le poignet droit et dans la commissure labiale droite de petits mouvements cloniques exactement semblables comme siège, comme étendue et comme intensité à ceux que nous avions constatés avant que la malade fût endormie. Puis la malade, dont on avait débandé les yeux, ouvrit les paupières et sembla sortir d'un sommeil profond, ne se rappelant qu'une chose, c'est qu'on lui avait mis sur le ventre quelque chose de froid qu'elle ne sentait plus : à ce moment, non seulement la malade sentit très exactement qu'elle n'avait rien sur le ventre, mais encore porta les yeux et la main sur la face interne des avant-bras, sur lesquels on avait par transfixion fait des piqûres qui devenaient le siège d'un peu d'urticaire ; de fait, la sensibilité était revenue sur toute la surface du corps.

Ces faits si curieux et maintenant bien connus méritent d'être rapprochés de ces sortes de paralysies *sine materia* auxquelles on a donné le nom de paralysies psychiques ou idéales.

Il existe des sujets chez qui les manifestation de l'hypnotisme se rencontrent à l'état de veille sans qu'il soit besoin de mettre en usage les pratiques hypnotisantes. Si par voie de suggestion verbale, l'on persuade à l'un de ces sujets prédisposés que son bras droit est paralysé, au même instant on voit se produire la monoplégie. Cette impuissance psychique peut également être occasionnée par la voie traumatique. Le professeur Charcot a publié (*Progrès médical*, 22 août, 26 septembre, 3 octobre 1885) deux cas fort intéressants de monoplégie brachiale hystérique chez l'homme. « Il est permis de se demander, dit l'éminent professeur, si l'état mental engendré par l'émotion, par le choc nerveux (nervous shock) n'équivaudrait pas à l'état cérébral que déterminent chez les hystériques les pratiques de l'hypnotisme. »

Il y a des hystériques qui restent couchées des semaines, des mois et mêmes des années, se croyant incapables de rester debout ou de marcher. Un choc moral ou même l'influence d'une personne qui gagne leur confiance suffit quelquefois à rompre le charme qui pèse sur leur volonté. L'une se met à marcher à l'annonce d'un incendie, une autre se lève soudain à la vue de la personne aimée longtemps attendue, etc.

Les causes physiologiques de ces sortes de paralysies sont demeurées très obscures. Au point de vue psychologique, on peut quelquefois constater l'existence d'une idée fixe, obsédante, dont le résultat est une inhibition. Mais c'est tout ce qu'il nous est donné de savoir jusqu'ici. Il en est de cet état morbide comme de la plupart des vésanies, qui restent jusqu'à nouvel ordre sans aucun substratum anatomo-physiologique.

DEUXIÈME PARTIE

INHIBITION ANORMALE OU PATHOLOGIQUE.

EXPOSÉ DES FAITS.

La volonté peut être lésée par excès ou par défaut. Les lésions par excès correspondent à l'agitation maniaque et aux impulsions irrésistibles. Les lésions par défaut comprennent toutes les variétés de la dépression lypémaniaque, depuis l'apathie et la stupeur jusqu'à l'aboulie la plus complète.

Ce mot d'aboulie (α, privatif, $\epsilon o \nu \lambda o \mu \alpha \iota$, je veux) sert à désigner ces sortes de psychopathies, caractérisées par l'impuissance à agir.

Guislain a fort bien décrit cette anomalie psychologique quand il dit : « Les malades savent vouloir intérieurement mentalement, selon les exigences de la raison. Ils peuvent éprouver le désir de faire, mais ils sont impuissants à faire convenablement. Il y a au fond de leur entendement une impossibilité. Ils voudraient travailler et ils ne peuvent. Leur volonté ne peut franchir certaines limites, on dirait que cette force d'action subit un arrêt. Le « Je veux » ne se transforme pas en volonté impulsive, en détermination active. Ces malades s'étonnent eux-mêmes de l'impuissance dont est frappée leur volonté. Lorsqu'on les abandonne à eux-mêmes ils passent des journée entières dans un lit ou sur une chaise. Quand on leur parle et qu'on les excite, ils s'expriment convenablement, quoique d'une manière brève, ils jugent assez bien des choses. »

Cette description faite en termes généraux donne une idée exacte de l'état mental en question.

Il nous semble néanmoins qu'on doit décomposer cette psychopathie en deux formes distinctes.

Il y a des cas où la volonté est impuissante à se former, où la volition, élément initial de la volonté, est étouffée avant d'éclore. Ici l'impuissance de la volonté se rattache soit à un affaiblissement des centres moteurs, soit plutôt à l'insuffisance des incitations que ces centres reçoivent. Esquirol cite à l'appui de cette hypothèse la réponse que lui fit un malade après sa guérison. « Ce manque d'activité venait de ce que mes sensations étaient trop faibles pour exercer une influence sur ma volonté. » Et nous-même avons souvent entendu un mélancolique avec conscience nous dire de sa voix gémissante : « Tout m'est indifférent, je ne puis participer aux actes de la vie. » C'était l'expression favorite qu'il employait à chaque instant pour dépeindre l'état maladif qu'il subissait.

Billod rapporte l'observation « d'une jeune italienne devenue folle par chagrin d'amour. — La malade guérit, mais conserva une apathie profonde pour toute chose. — « Elle n'a plus de volonté propre, ni de force de vouloir, ni d'amour, ni de conscience de ce qui lui arrive, de ce qu'elle sent, ni de ce qu'elle fait. Elle assure qu'elle se trouve dans l'état d'une personne qui n'est ni morte ni vivante, qui vivrait dans un sommeil continuel, à qui les objets apparaissent comme enveloppés d'un nuage, à qui les personnes semblent se mouvoir comme des ombres et les paroles venir d'un monde lointain. »

Voilà bien l'effacement ou tout au moins l'obnubilation des images ou état de conscience correspondant très exactement à l'affaiblissement du pouvoir volontaire.

L'élément moteur varie, comme on sait, en raison directe de l'élément représentatif. Plus les images sont vivaces et intenses dans le champ de la conscience, et plus les réactions motrices qui en sont le corollaire sont accrues. Avec un état de conscience affaibli, avec des images frustes ou obnubilées, la tendance au mouvement est à son minimum. Les malades qui présentent cet effacement des images sont plongés dans une stupeur profonde qu'aucune incitation extérieure ne vient secouer. Ils ne peuvent accomplir le mouvement, soit parce que l'excitation est trop faible ou même nulle, soit encore — et ce mécanisme doit être invoqué dans un certain nombre de cas — parce que l'image motrice, condition première de tout mouvement volontaire, a été détruite par un processus pathologique quelconque.

Les circulaires, dans la période de dépression, nous offrent des phénomènes d'aboulie très caractérisés. M. Jules Falret a décrit leur état mental avec une rare justesse. « Dans le premier degré de la maladie, dit cet éminent observateur, ces malades (les circulaires) parlent encore assez volontiers et alors ils ne cessent de se plaindre de leur pénible état et de leurs souffrances physiques et morales. Ils sont les plus malheureux des hommes, disent-ils ; ils ont perdu toute leur activité physique et morale, et ils ont conscience de cette insuffisance de leurs forces physiques et intellectuelles.

« Ils ne sont capables de rien et ils souffrent un véritable martyre. Ils n'ont plus ni sentiment, ni affection pour leurs parents, ni pour leurs enfants. Ils sont devenus insensibles à tout, et la mort même des personnes qui leur étaient chères les laisserait absolument indifférents et froids. Ils ne peuvent plus pleurer et rien ne les émeut en dehors de leurs propres souffrances. Ils accusent un malaise indéfinissable, un sentiment général de fatigue et d'incapacité morale ; le moindre mouvement leur coûte et leur est pénible. *Ils ne peuvent plus vouloir.* Ils manquent complètement de désir et d'impulsion. Ils resteraient des heures entières dans la même attitude et la même immobilité sans pouvoir se décider à rien. Tout leur est à charge. Ils ne peuvent plus s'occuper et négligent tous leurs devoirs de famille, ainsi que ceux de leur profession. Leur intelligence est ralentie dans son mouvement et obscurcie dans la netteté de ses conceptions. Ils n'ont presque plus d'idées et ne peuvent presque plus penser. Toute conversation, toute réflexion leur demandent un grand effort et deviennent pour eux une fatigue qu'ils cherchent à éviter à tout prix (1). »

On trouvera dans le remarquable livre de M. Ritti, sur la folie à double forme, un grand nombre d'observations où les phénomènes d'aboulie prennent une place importante.

Il y a dans Leuret (Fragments psychologiques sur la folie) une très intéressante et très pittoresque observation ayant trait à un hypochondriaque qui à la suite d'un excès de travail a présenté une dépression de la volonté et un défaut d'énergie tout à fait singuliers. Leuret rapporte textuellement les paroles du malade :

« Que je suis donc malheureux ! j'ai matériellement tout ce que je puis désirer, et je ne jouis de rien. N'ayant jamais eu aucune prédisposition à la folie, sans passions trop vives, avec une vie régulière et occupée, je n'aurais jamais prévu que je pusse devenir ce que je suis.

« Depuis si longtemps que je n'ai écrit à ma mère ! Je sens, non je ne sens pas, je sais que je devrais écrire, que si je n'avais pas d'encre je devrais me tirer du sang aux quatre veines, et

(1) *La folie circulaire ou folie à formes alternes*, in *Arch. génér. de méd.*, décembre 1878.

pourtant je n'écris pas. C'est inconcevable, je n'y comprends rien.

« Je suis habillé comme un cochon, eh bien, je ne veux pas changer d'habits; je ne ne dépenserais pas un sou pour ma toilette, mieux que cela! vous me voyez horriblement malheureux de mon état; s'il me fallait seulement donner cinq sous pour en sortir, je ne les donnerais pas, vous croirez que c'est par avarice; je le crois aussi, pourtant si on me disait, voilà cent mille francs, prenez-les et vous serez guéri, je ne les voudrais pas.

« Je marche toute la journée dans ma chambre, si on me disait: faites un pas et vous serez guéri, je ne le ferais pas; remuez un doigt, je ne le remuerais pas. Tout me déplaît, le jour m'attriste, le soleil me fait horreur, la campagne que j'ai mais tant, je ne puis la souffrir. Vous me direz: allez à la ville. Eh! c'est encore pis, tout m'y rappelle des souvenirs qui me déchirent le cœur.

« Hier, j'ai pris un livre, je lirais comme autrefois, si je voulais, mais je ne puis pas vouloir. »

« Je ne puis pas vouloir. » Ces derniers mots peuvent résumer toute cette observation.

Ne pas vouloir, ne pas désirer, voilà l'aboulie véritable.

L'aboulique ne veut pas, et conséquemment ne peut pas, parce que ses sensations sont affaiblies ou même complètement absentes.

La sensation et le mouvement sont dans un rapport intime. L'une commande l'autre. « C'est une notion vulgaire, dit M. Charles Féré, que sous l'influence de certains états physiologiques comme la colère, ou d'états pathologiques comme l'excitation maniaque, les efforts musculaires acquièrent une énergie inusitée. Chez les névropathes et en particulier chez les hystériques qui présentent à l'état normal un certain degré d'anesthésie s'étendant au sens musculaire, et entraînant une faiblesse musculaire consécutive, on peut, quand on parvient à réveiller leur sensibilité, voir la force dynamométrique doubler sous l'influence d'une excitation sensorielle. Ainsi donc, il reste acquis que l'excitation périphérique a une action dynamogénique. Mais l'excitation quand elle atteint un certain degré peut aussi produire l'inhibition.

« Si nous prions un sujet de la catégorie des hypnotisables de regarder un objet médiocrement lumineux, il se produit tout de suite une excitation motrice qui, au bout de quelques instants, commence à décroître, quand le sujet commence à se plaindre de fatigue. Si l'on prolonge l'excitation, le sommeil arrive. Un bruit continu, une vibration mécanique continue produit exactement les mêmes effets avec le même ordre de succession. Lorsqu'au lieu d'une excitation modérée et prolongée, on fait une excitation brusque et très intense, le sommeil peut se produire d'emblée. Ces faits concordent avec ceux que M. Brown-Séquard a groupés sous les noms si heureusement formés d'ailleurs de dynamogénie et d'inhibition ; et ils nous montrent qu'en somme les excitations périphériques sont susceptibles de déterminer suivant leur intensité et leur durée des effets excitants ou des effets dépressifs qui peuvent s'exagérer jusqu'à la convulsion ou jusqu'à la paralysie » (1).

Nous avons parlé des abouliques qui ne peuvent pas vouloir, parce qu'ils n'ont pas de sensation. Il y a une seconde catégorie de malades chez lesquels on observe une impuissance absolue à agir, une abolition presque complète du pouvoir volontaire, bien qu'ils possèdent dans toute leur intégrité les images du mouvement et que leurs centres psycho-moteurs reçoivent du monde extérieur une excitation suffisante.

Ces malades conçoivent un acte, en ont une conscience claire — ils veulent impérieusement, mais ils ne peuvent pas — ils sont empêchés, ils sont inhibés.

Chez eux se sont accomplis les deux premiers temps du réflexe psychique. L'excitation sensitive a gagné les centres moteurs. Le mouvement est imminent. Il se produirait nécessairement n'était l'intervention d'un automatisme particulier auquel nous donnons le nom d'inhibition.

Il y a longtemps qu'Esquirol a fait remarquer que certaines mélancoliques sont impuissants à exécuter l'objet de leurs désirs.

« Un ancien magistrat très distingué par son savoir et la puissance de sa parole, à la suite d'une maladie mentale assez grave, refusait de rentrer dans le monde, de voyager de s'occuper de ses affaires, sa conversation était aussi raisonnable que

(1) Ch. Féré. *Revue philosophique*, octobre 1885.

spirituelle, mais quand on l'engageait à faire acte de spontanéité : Je sais que je le devrais, répondait-il, mais faites que je puisse vouloir de ce vouloir qui détermine et exécute. Il est certain que je n'ai de volonté que pour ne pas vouloir, car j'ai toute ma raison. Je sais ce que je dois faire, mais la force m'abandonne quand je devrais agir... » (Esquirol, *Maladies mentales.*)

Carpenter, dans son *Traité de physiologie mentale*, cite l'observation très intéressante d'un gentleman « qui se trouvait fréquemment hors d'état d'accomplir ce qu'il devait faire. Souvent avant de se déshabiller, il était deux heures avant de vouloir quitter son paletot. Toutes ses facultés, la volonté exceptée, étaient intactes. En une occasion, ayant demandé un verre d'eau, on le lui présenta sur un plateau, mais il ne put le prendre, quoiqu'il fût désireux de le faire. Et il tint le domestique debout devant lui pendant une demi-heure, au bout de laquelle l'obstacle fut surmonté ».

L'observation suivante, que nous empruntons à l'intéressante thèse de M. Descourtis (1), met encore plus en lumière l'automatisme inhibitoire coexistant avec les impulsions.

Mme X... arrivée à l'âge de retour se faisait remarquer par l'immobilité de ses traits, les mouvements automatiques de ses lèvres, les tressaillements de la région sous-orbitaire de la face. Elle remuait sans cesse les mains, ne pouvait rester en

(1) *Fractionnement des opérations cérébrales*, Paris, 1882.

Langle.   3 place. Son indécision était complète, prendre un parti, se résoudre dans un sens donné était chose impossible pour elle. Cet état l'inquiétait : « Je m'habille pour sortir, disait-elle, et en même temps j'en suis fâchée, et je reste immobile ; on est obligé de me pousser dehors. Je suis incapable d'entrer dans un magasin, ou si j'y entre je suis inerte et n'ai que trop le sentiment de la position ridicule qui en résulte pour moi. Je sens qu'il y a deux personnes en moi, deux volontés, et ces deux volontés successives se contrebalancent et me font rester en place. »

Ces deux volontés dont parle ce malade correspondent bien aux deux modes d'activité contraire, l'impulsion et l'inhibition.

L'existence de phénomènes d'arrêt dans certains états vésaniques semble donc bien démontrée par les aveux mêmes des malades qui ont cons ence de leur état maladif.

Quelques-uns de ces malades sentent quelque chose qui les empêche d'agir, de parler ou de penser, comme d'autres, les impulsifs, ont conscience de quelque chose qui les pousse malgré eux à certains actes.

Cette influence d'arrêt est parfaitement perçue par le sens intime, quoique se produisant en dehors du moi ; et les malades en donnent quelquefois une idée assez précise. Pour quelques-uns, c'est un sentiment d'angoisse et de frayeur qui les saisit à l'occasion de l'acte à accomplir ; pour d'autres, une idée qui se présente malgré eux à leur esprit et les obsède, un pouvoir mystérieux, une force qui les domine, une voix qui leur fait entendre des ordres ou des menaces.

Chez d'autres malades la conscience ne pénètre pas aussi avant dans les origines de l'arrêt; ils ont conscience seulement de leur impuissance, et dans ce cas il est fort difficile de déterminer s'il s'agit d'inhibition, ou si les centres sensoriels et psycho-moteurs sont directement et primitivement atteints, comme dans l'aboulie vraie.

Cette difficulté est encore plus grande chez les individus qui n'ont même pas conscience de l'arrêt, comme les vertigineux épileptiques.

Laissant de côté ces cas toujours obscurs, nous nous bornerons à examiner ceux où les renseignements fournis par le sens intime du malade nous apportent quelque lumière.

On pourra aisément remarquer l'analogie qui existe entre les impulsions et les inhibitions, analogie tellement étroite que les deux phénomènes s'observent chez les mêmes malades successivement ou simultanément.

Enfin, un fait clinique important ressortira de toutes les observations que nous publions, à savoir que l'inhibition psychologique s'accompagne habituellement d'un sentiment d'angoisse et que la lutte intérieure est suivie d'un sentiment de fatigue souvent intense.

Les observations que nous avons rassemblées se rapportent à trois catégories de psychopathes : les mélancoliques, les hallucinés et les dégénérés.

Nous devons citer tout d'abord, en raison de son importance, l'intéressante histoire du lypémaniaque observé par M. Billod.

« Il s'agit d'un notaire, qui, à la suite d'un accès de mélancolie, fut atteint d'une sorte de paralysie de la volonté. Obligé un jour de signer une procuration qu'il avait écrite en entier, il se trouve incapable de parapher, il s'agissait il est vrai d'un paraphe compliqué, mais M. P... l'avait toujours facilement exécuté. C'est en vain que le malade lutte contre cette difficulté; cent fois au moins il fait exécuter à sa main, au-dessus de la feuille de papier, les mouvements nécessaires à cette opération, ce qui prouve bien que l'obstacle n'est pas dans la main; cent fois sa volonté rétive ne peut ordonner à ses doigts l'application de la plume sur le papier. M. P... sue sang et eau, il se lève avec impatience, frappe la terre du pied, puis se rassied et fait de nouvelles tentatives; la plume ne peut toujours pas s'appliquer au papier.

« Dans une autre circonstance, M. P... voulut sortir après le dîner pour visiter Marseille où il se trouvait de passage. Pendant cinq jours de suite, il prenait son chapeau, se tenait debout et se disposait à sortir; mais, vain espoir, sa volonté était impuissante à ordonner à ses jambes de se mettre en marche pour le transporter dans la rue. Je suis évidemment prisonnier, disait-il, ce n'est pas vous qui m'empêchez de sortir puisqu'au contraire vous m'y engagez; ce ne sont pas mes jambes qui s'y refusent, puisqu'elles ne sont pas paralysées, qu'est-ce donc, alors?

« Après cinq jours, M. P... fait un dernier effort, parvient à sortir et rentre cinq minutes après, suant, haletant comme s'il eût franchi un espace de plusieurs kilomètres. Puis il s'embarque, mais après des peines inouïes ; il refusait absolument de faire un voyage ordonné pour sa santé, s'effrayant d'avance à l'idée de se trouver avec sa volonté malade dans un pays étranger. Arrivé à Rome, il se prépare à sortir. Pour se mettre en garde contre ses hésitations continuelles, il se lève de grand matin; se rase, s'habille, se gante. Mais, impossible de sortir.»

Cette observation est bien le type accompli de l'inhibition. Le malade veut, mais sa volonté est arrêtée, suspendue. Chez lui le désir et la volition sont intacts. Et l'on ne peut pas dire qu'il ait perdu les images motrices du mouvement, puisqu'il décrit dans l'air le fatidique paraphe qu'il ne peut coucher sur le papier.

Nous avons pu observer nous-même à la maison de santé de V., un officier supérieur de cavalerie, atteint de mélancolie anxieuse, qui présentait manifestement des actions d'arrêt. C'est ainsi qu'il ne pouvait sortir de sa chambre, bien qu'il eût le désir d'aller se promener dans le parc. Après sa guérison, M. X... nous a affirmé que pendant sa maladie il avait conscience « d'un pouvoir occulte, mystérieux », pesant sur sa volonté, entravant ses actes. Et il ajoutait que cet empêchement s'accompagnait d'un sentiment d'angoisse intolérable.

L'inhibition psychologique peut se restreindre et ne porter que sur un mouvement ou groupe de mouvements. Nous avons parlé plus haut des paralysies psychiques ou idéales décrites par le professeur Charcot.

Hack Tuke (*Le Corps et l'Esprit*) rapporte le fait suivant, d'après Todd :

« Le malade avait de 50 à 60 ans, il était d'un tempérament

irritable et hypochondriaque. Un soir, dans sa famille, on se mit à parler d'un sujet sans importance sur lequel l'un des assistants prit fortement parti contre lui, il répliqua avec force; son interlocuteur répondit, il finit par s'exciter au point de perdre complètement la faculté de parler. Le malade se servait parfaitement de ses muscles; il était complètement maître des mouvements des pieds et des mains, ses facultés mentales semblaient intactes, mais il ne pouvait parler et quand il essayait de le faire, sa tentative n'aboutissait qu'à un cri.

« L'aphasie persista une semaine. »

Etoc-Demazy a signalé, chez les malades atteints de « stupidité », les efforts qu'ils semblent faire pour rompre le lien qui arrête leur intelligence.

M. Baillarger, après avoir démontré que dans la plupart des cas de stupeur, il existe un délire mélancolique avec hallucinations et terreurs, indique comme un des caractères de ce état maladif la suspension de la volonté.

Parfois le malade, après guérison, raconte qu'il comprenait les questions, mais il ne peut dire pourquoi il ne répondait pas, pourquoi il ne criait pas au milieu des dangers imaginaires qui le menaçaient. Qu'est-ce qui arrêtait sa volonté ? qu'est-ce qui paralysait sa voix et ses membres ? Il n'en sait rien. Quelquefois il aurait voulu crier, se lever : il ne pouvait pas.

M. Baillarger fait très justement remarquer l'analogie de ces états avec le rêve. Dans le cauchemar, des phénomènes tout à fait semblables se produisent ; on veut lutter, crier, fuir, et on se sent dominé par une puissance invincible qui vous paralyse.

Dans les cas de dépression mentale, n'allant pas jusqu'à la stupeur et de mélancolie avec conscience, le malade rend compte de phénomènes analogues à ceux que M. Baillarger a observés, phénomènes différant seulement par leur degré d'intensité. Mais ici, il y a lieu de revenir sur ce que nous avons dit plus haut et de distinguer les malades dont l'inertie est uniquement le résultat de l'obnubilation de la sensibilité, chez lesquels les images intérieures et les impressions externes ayant perdu leur vivacité ne peuvent plus stimuler la volonté, de ceux chez lesquels il se produit un phénomène d'arrêt proprement dit. Chez les premiers, si le dernier terme du réflexe manque, c'est que le point de départ sensitif est insuffisant : les malades disent eux-mêmes qu'ils n'éprouvent plus les mêmes sensations, ni les mêmes sentiments, que quelque chose les sépare du monde extérieur, qu'un voile existe entre les objets extérieurs et la perception : l'impulsion manque. Peut-être aussi des phénomènes analogues se produisent-ils dans les centres moteurs, peut-être y a-t-il une obnubilation des images motrices analogue à celle des images sensorielles, et conséquemment une barrière entre l'acte à accomplir et son exécution. Ces états aboutissent soit aux négations (J. Cotard, Délire des négations), soit aux idées d'incapacité et d'impuissance.

Mais ces faits appartiennent à l'aboulie véritable plutôt qu'à l'inhibition.

Le phénomène d'arrêt est sensible chez les malades dominés par des idées qui les détournent de l'action.

Un malade qui se croit ruiné, déshonoré, qui s'imagine répandre le malheur autour de lui, ne veut pas manger, ne veut pas serrer la main qu'on lui tend, retient ses matières fécales et ses urines, évite d'accomplir aucun acte de peur d'être cause du plus grand malheur. Et la preuve que sa volonté reste active, c'est la résistance énergique qu'il oppose quand on l'oblige à agir. Les hallucinations qui surviennent parfois s'ajoutent à l'action du délire. Tel était le malade d'Esquirol, qui, resté longtemps dans une stupeur profonde, avoua qu'il entendait une voix qui lui disait : « Si tu bouges, tu es mort. »

D'autres hallucinations, sans être impératives, conduisent également à l'arrêt par le sentiment de profonde terreur qu'elles inspirent. Tels sont les cas de mélancolie anxieuse et de délire panophobique où les malades se croient entourés de flammes, de précipices, de matières explosibles, etc.

Qu'il s'agisse d'agoraphobie, de bélonéphobie, d'amaxophobie, etc., le fonds émotif de ces sortes de psychopathies est le même : c'est un fonds de terreur et d'angoisse, sentiments inhibitoires au premier chef.

Parmi les altérations de l'activité volontaire M. Jules Falret (aliénation partielle avec prédominance de la crainte du contact des objets extérieurs) signale les hésitations perpétuelles qui tourmentent certains malades anxieux et émotifs. Il y a dans cette forme singulière de trouble mental un ensemble très complexe de symptômes intellectuels et moraux d'une analyse difficile. Les malades qui en sont atteints présentent tous la plus grande analogie par leurs actes : hésitation, lenteur, lavage des mains, répugnance à changer de vêtements, crainte du contact des objets extérieurs.

Tout récemment (séance de la Société médico-psychologique, 27 juillet 1885), M. Magnan a signalé les phénomènes d'arrêt parmi les stigmates psychiques des héréditaires ou dégénérés, et au même titre que les obsessions et les impulsions étant debout, un malade ne peut s'asseoir ; assis il ne peut plus se relever, et pendant un moment l'impulsion fait défaut. « Dans tous les cas, dit M. Magnan, la moelle s'émancipe, l'influence psycho-motrice semble suspendue. »

L'observation suivante, que nous empruntons en la résumant à la thèse de M. Lanteirès (Paris, 1885), est un bel exemple d'obsession déterminant, chez un héréditaire, un arrêt sur l'acte sexuel.

Observation. — (Thèse de Lanteirès, Paris, 1885.)

« Il s'agit d'un jeune homme de 21 ans, élève des Beaux-Arts. Antécédents héréditaires très marqués. Mère très nerveuse. Le frère est atteint d'un tic de la face, et le second âgé de 24 ans est convalescent aujourd'hui d'un accès de délire mélancolique. Quant à lui, de 12 à 14 ans, il s'est livré à l'onanisme. Il devient triste, très impressionnable, recherche la solitude et éprouve une grande fatigue à coordonner ses idées et à poursuivre ses études.

« Bientôt lui vint à l'esprit l'idée de la fatalité du nombre 13, et quelquefois avant de se coucher, il touchait 13 fois sa table de nuit ou 13 objets différents épars dans sa chambre. Peu à peu il lui est arrivé de répéter plusieurs fois de suite ces 13 contacts, et finalement il passait des nuits entières harassé de fatigue, à parcourir la chambre pour satisfaire ce besoin de toucher les objets.

« Le nombre 13 à partir de ce moment s'impose à son esprit à l'égal d'un tic, et intervient en dehors de la volonté. L'état du malade s'aggrave et il associe le nombre 13 à une foule d'autres mots auxquels il donne une signification et une valeur particulières. Erreur 13, vérité 13. Il est parfois obligé de répéter la formule Dieu 13, non plus mentalement mais réellement du fond du gosier. Ce qui est plus étrange, dit-il, dans cette manie, c'est que je ne crois guère à l'existence de Dieu et que je suis très sceptique en matières religieuses.

« Quoi qu'il en soit, ces obsessions pèsent d'un grand poids sur son existence et interviennent dans la plupart des actes de sa vie. Par exemple, dès qu'il se prépare à entrer en conversation intime avec sa maîtresse, la formule Dieu 13 surgit dans son esprit et « glace sa virilité. » Chez ce jeune homme, l'aggravation de ces phénomènes est suivie de découragement, de désespoir et aussi d'idées de suicide. »

OBSERVATION. — Résumé. (Lanteirès, Th. 1885, Paris.)

« Mme B..., 38 ans, entrée en juillet 1881 à la Salpêtrière, service de M. Jules Falret, avait fait une tentative de suicide. Caractère irritable et mélancolique, abattement profond. Le teint est pâle, la face est émaciée. La malade se refusant à sortir, se promène machinalement d'un bout de la salle à l'autre, au point d'incommoder ses voisines. Il lui est impossible de coudre et de lire, malgré le désir qu'elle aurait de s'occuper. Elle veut mais ne peut pas. »

Sous le nom « d'aliénation partielle avec prédominance de la crainte du contact des objets extérieurs », M. Jules Falret a décrit, avec une exactitude minutieuse, l'état de certains malades qui appartiennent à la catégorie des émotifs de Morel, malades chez lesquels l'inhibition et les divers procédés que les malades emploient pour lutter contre ce phénomène maladif jouent un rôle important. « Ces malades, dit M. Jules Falret, sont tellement dominés par les craintes diverses qui existent chez eux pendant le jour et pendant la nuit, que ces préoccupations réagissent incessamment et de la manière la plus pénible sur tous les détails de leur existence, et les *empêchent* de vivre de la vie commune et de se livrer aux actes que nous accomplissons tous à chaque instant. Ainsi, ils emploient un temps considérable pour faire leur toilette, pour se décider à se mettre à table, et ils redoutent même de porter les aliments à la bouche. Ils ont peur de marcher dans la crainte de fouler le sol, ils ne consentent à toucher le bouton d'une porte, qu'à la condition de se servir de leur mouchoir ou du pan de leur habit. Ont-ils touché involontairement un objet quelconque avec leurs mains ou une portion de leur vêtement ? Ils sont obligés de quitter ce vêtement ou bien de se laver les mains, et ils passent

(1) Société médico-psychologique, janvier 1866.

ainsi une grande partie de leur temps dans des lavages sans cesse renouvelés; de là naissent de nouveaux doutes, de nouvelles perplexités et de nouvelles lenteurs dans l'accomplissement de tous les actes de la vie. Ils se parlent constamment à eux-mêmes, se répétant les mêmes mots, pour se convaincre que les objets touchés n'étaient pas malpropres ou que les lavages ont été suffisants; non contents de se parler à eux-mêmes, ils éprouvent le besoin de faire répéter aux personnes qui vivent avec eux les mêmes mots ou les mêmes phrases, parce que l'assurance réitérée d'autrui leur semble avoir plus de valeur que leur propre affirmation. »

D'après M. Féré (communication orale), certains dégénérés, strychnisés en quelque sorte par leur hérédité morbide, offrent des phénomènes spasmodiques divers, mais que l'on a rapprochés avec raison. Ce sont des mouvements spasmodiques ou tics et des idées spasmodiques ou impulsions suivies, lorsqu'elles sont assez intenses, d'exclamations ou d'actes impulsifs plus ou moins complexes. D'autres sujets appartenant eux aussi à la catégorie des dégénérés, présentent, au lieu de ces phénomènes de dynamogénie, des manifestations d'un ordre tout contraire et que l'on peut rattacher à l'inhibition, se produisant comme les premiers en dehors de toute lésion organique connue du système nerveux: ce sont des paralysies psychiques ou réflexes, caractérisées par l'impossibilité d'exécuter un mouvement, bien que le sujet se sente capable dans une certaine mesure de vouloir exécuter le mouvement, et des aboulies caractérisées par l'impossibilité absolue de vouloir exécuter un mouvement donné.

Ces aboulies et ces paralysies peuvent être rapprochées au même titre que les mouvements et les idées spasmodiques. L'aboulie est un état faible de la paralysie, tout comme l'idée spasmodique est un état faible du spasme moteur; lorsque l'idée spasmodique est très intense, l'acte impulsif qui en est la conséquence est instantané, le temps de l'idée et le temps de l'acte se confondent, il devient impossible de distinguer l'un de l'autre, le sujet n'a pas conscience d'avoir eu l'idée du mouvement avant de l'accomplir; de même lorsque l'aboulie est à son maximum d'intensité, elle équivaut à une paralysie psychique systémati ée et il est impossible de l'en distinguer.

Supposons un aboulique qui tout d'abord a éprouvé une certaine difficulté à vouloir prendre une plume pour écrire, et qui peu à peu en est arrivé à être incapable de le faire même lorsqu'une voix étrangère lui affirme avec insistance que ses muscles sont parfaitement en état d'exécuter le mouvement.

Par quels caractères distinguera-t-on son impotence d'une paralysie par suggestion, d'une paralysie psychique des mouvements adaptés de l'écriture? Par quels caractères même la distinguera-t-on d'une agraphie par lésion cérébrale localisée? Par la marche des accidents et les phénomènes concomitants, mais non point par la forme du trouble local.

Donc dans les trois cas, ce trouble doit reconnaître une cause analogue par sa nature ou par son siége. L'analogie qui existe entre l'aboulie et la paralysie systématisée peut être mise en lumière par les expériences de suggestion chez les hypnotiques.

Si à un sujet de ce genre nous inculquons l'idée de faire des mouvements alternatifs de flexion et d'extension du pouce droit, nous le voyons effectuer cet acte automatiquement et sans interruption jusqu'à ce que survienne une cause d'inhibition : une forte constriction du bras gauche par exemple.

Si nous lui demandons alors de faire le mouvement qu'il exécutait tout à l'heure, le sujet déclare qu'il sent qu'il est capable de faire ce mouvement, qu'il voudrait bien le faire, mais que quelque chose l'empêche ; le fait est qu'on ne peut obtenir ce mouvement, bien que l'on puisse faire saisir un objet quelconque avec force, bien que l'on puisse obtenir un mouvement complexe, comprenant le mouvement impossible à exécuter isolément.

Si, au lieu d'inhiber cette impulsion, on provoque directement la paralysie du même mouvement, le sujet se trouve dans un état très analogue. Il répond qu'il ne sait pas, qu'il ne peut pas faire ce mouvement.

L'ordre se rétablit, lorsque l'on a répété l'affirmation que le mouvement est possible, on peut dire que le même phénomène se produit chez tel aboulique qui est incapable de vouloir passer une porte, mais qui arrive à le faire lorsqu'une personne étrangère lui a affirmé avec autorité qu'il est capable de passer.

Dans les deux cas, il est nécessaire de renforcer l'image motrice pour obtenir le mouvement; dans l'impulsion et dans le spasme au contraire l'image motrice est tellement intense que l'acte s'accomplit d'une manière explosive.

OBSERVATION. (Personnelle.)

Mlle A..., 28 ans, entrée à la maison de santé de V..., le 31 octobre 1866, est atteinte d'aliénation partielle avec prédominance d'idées mélancoliques de nature mystique, descrupules religieux exagérés et de crainte du contact des objet extérieurs.

Novembre. Mlle est habituellement silencieuse et peu active. Elle parle souvent seule à voix basse, reste fréquemment debout, immobile pendant longtemps dans une sorte de contemplation muette et ne veut pas rendre compte des idées qui la préoccupent.

Décembre. Même état mental avec un peu plus d'intensité. Mlle parle et gesticule seule avec vivacité dans sa chambre, et montre souvent beaucoup d'aigreur et d'irritabilité de caractère. Elle s'occupe peu et reste souvent dans l'immobilité et l'absorption.

Janvier 1867. Mlle reste debout des heures entières dans l'attitude de la contemplation. Elle hésite plusieurs fois de suite avant de toucher un objet quelconque et craint le contact de sa robe avec les portes ou les murailles.

Février. Mlle parle peu avec les personnes qui l'entourent, mais en revanche elle parle seule avec des interlocuteurs imaginaires. Elle est fantasque, capricieuse et essentiellement bizarre dans tous ses actes.

Mai. Mlle passe un temps considérable à faire sa toilette

ou à se livrer à des actes bizarres et toujours les mêmes. Elle reste plusieurs heures debout dans l'immobilité la plus absolue. Elle ne consent que très difficilement à se laver où à changer de linge. Mlle sort de la maison de V... pour être transférée à la maison d'Ivry.

Elle revient à V... où nous l'avons observée. Actuellement l'état mental de Mlle A... est surtout caractérisé par des idées obsédantes, dont elle avoue souffrir beaucoup et qui se traduisent par des inhibitions à l'égard des choses les plus simples de la vie de chaque jour. Pour lutter contre ces obsessions, Mlle danse, saute, se livre à toutes sortes d'actes et de gesticulations bizarres, frappe du pied un certain nombre de fois, heurte les assiettes plusieurs fois avant de se décider à manger, etc., etc. Dans d'autres moments Mlle reste immobile comme une statue. Mlle a conscience dans une certaine mesure du caractère maladif de ces obsessions, mais il s'y joint d'autres troubles psychiques, dont elle méconnaît absolument la nature pathologique, ce sont des idées de persécution relatives à toutes les personnes de la maison et principalement aux bonnes qui la servent. Mlle prétend que tout le monde est ligué pour lui faire des misères, fréquemment elle entre dans de vrais paroxysmes de colère contre ce qu'elle appelle le « crime ».

Il est probable que Mlle éprouve des hallucinations auditives, quoiqu'elle nie formellement avoir jamais entendu des voix, elle interprète tout ce qui se passe autour d'elle dans le sens de son délire. Si elle entend rire, tousser ou cracher, elle s'imagine que c'est à son adresse et pour la narguer.

Le remarquable mémoire sur le délire émotif, queMorel fit paraître dans les *Archives générales de médecine* d'avril 1866, contient nombre de cas où le phénomène de l'arrêt est aisément constatable.

L'émotif, dit Morel, est le plus souvent impuis-

sant à accomplir les actes qui dépendent de l'exercice de la volonté, et qui se rapportent aux habi-
tudes les plus ordinaires de la vie, comme seraient
ceux de toucher certains objets.

Nous détacherons en les résumant quelques-unes
des observations publiées par l'illustre aliéniste de
Saint-Yon.

« M. de X..., ancien officier de la garde royale pouvait être
considéré comme un hypochondriaque renforcé. L'hérédité n'est
pas contestable. M. de X... n'ose pas toucher la monnaie de
cuivre, et quand il est seul en voiture, on paie d'avance le co-
cher, ou bien on enveloppe la somme dans du papier. Il n'ou-
vre jamais une porte ou une fenêtre sans envelopper sa main.
Le jour de son mariage on le chercha des heures entières, on
le trouva blotti au grenier derrière un vieux meuble. La crainte
du tête à tête avec sa jeune femme avait suffi pour suspendre chez lui l'exercice de la volonté, et amener un de
ces faits d'automatisme stupide qui consiste à rester fixes devant une porte sans oser l'ouvrir, devant une lettre sans la
décacheter, devant un papier sans pouvoir y poser la plume,
devant une voiture sans pouvoir en franchir le marchepied, etc.»

On connaît l'histoire du suisse d'église qui vient
trouver Morel et lui dit, après avoir jeté plutôt que
déposé sa hallebarde dans un coin de la chambre :

« Je pense bien, M. le docteur, que vous n'avez jamais vu
une maladie comme la mienne. Voilà cet instrument, ajouta-
t-il, en désignant sa hallebarde, eh bien, je vais être comme
un imbécile à ne pas savoir comment faire pour la reprendre;
je n'ose pas y toucher et cependant il faut que je m'en serve
ou que je donne ma démission. Mais qu'est-ce donc qu'une
maladie pareille ? Aussi bien, il y a plus de vingt-cinq ans que

Langle.   4 ça dure, croiriez-vous que j'ai été plus de cinq ans sans oser toucher un couteau à table?

« Dans l'observation VI du mémoire de Morel, il s'agit d'un mécanicien qui « était incapable d'appliquer les forces de sa volonté à n'importe quel acte, si simple qu'il pût être et à plus forte raison à des actes importants. On ne pouvait raisonnablement demander à un homme qui n'osait toucher la clef d'une porte, le penne d'une fenêtre, de monter sur une locomotive pour la diriger. La mémoire lui faisait défaut et la volonté était tellement affaiblie, qu'il ne pouvait se résigner à signer sa feuille d'émargement pour toucher ses appointements. Ce n'était pas là cependant l'état mélancolique des aliénés, ni à plus forte raison l'idiotisme ou la démence. Et l'on peut rattacher ces perturbations au groupe nosologique désigné par M. Billod sous le nom de lésions de la volonté. On croirait difficilement que ce fut dans les circonstances que je décris qu'eut lieu le mariage que contracta de nouveau cet être émotif. Lorsqu'il se fut agi d'aller rejoindre sa fiancée à Paris, le malade ne put bouger de place, on lui remit une plume entre les mains pour adresser au moins une lettre, mais il lui fut impossible d'écrire une ligne. Il fallut que cette femme vînt elle-même à Rouen rejoindre son prétendu. »

Carpenter (Mental physiology) parle en ces termes de Coleridge :

« Aucun homme de son temps, ni peut-être d'aucun temps, n'a réuni plus que Coleridge la puissance du raisonnement du philosophe et l'inspiration du voyant. Personne peut-être dans la génération précédente n'a produit une plus vive impression sur les esprits engagés dans les spéculations les plus hautes. Et pourtant il n'y a probablement personne qui, étant doué d'aussi remarquables talents,

en ait tiré si peu. Le grand défaut de son caractère était le manque de volonté pour mettre ces
dons naturels à profit ; si bien que, ayant toujours
flottants dans l'esprit de nombreux et gigantesques
projets, il n'a jamais essayé sérieusement d'en exécuter un seul. Ainsi dès le début de sa carrière, il
trouva un libraire généreux qui lui promit trente
guinées pour des poèmes qu'il avait récités, le
paiement intégral devant se faire à la remise des
manuscrits. Il préféra venir toutes les semaines
mendier de la manière la plus humiliante pour ses
besoins journaliers la somme promise, sans fournir
une seule ligne de ce poème qu'il n'avait qu'à
écrire pour se libérer. L'habitude qu'il prit de bonne
heure et dont il ne se défit jamais de recourir aux
stimulants (alcool, opium) affaiblit encore son pouvoir volontaire, en sorte qu'il devint nécessaire de
le gouverner. »

« M. R... (Descourtis, *loc. cit.*), âgé de 29 ans, entré à la
maison de santé d'Ivry, le 16 novembre 1877, est atteint, aux
termes de son certificat d'admission, de délire hypochondriaque
avec idées de persécution. En effet, dès son arrivée, il se montre en proie à des idées hypochondriaques. Il passe des jour-
nées à s'examiner, à s'écouter vivre. Il voudrait qu'on lui dise
s'il est malade, s'il doit prendre tel remède plutôt que tel
autre, si la potion qui lui est prescrite lui sera utile, s'il ne
ferait pas mieux d'en laisser une partie. Au moment des repas,
il est encore plus préoccupé ; doit-il ou ne doit-il pas manger ?

« A plusieurs reprises on l'a engagé à écrire à sa mère et à
ses parents, mais outre l'indifférence, il y a chez lui une véritable incapacité. Tout lui est difficile, prendre la plume, ras-

sembler ses idées et les traduire sur le papier, voilà plus d'obstacles qu'il n'en faut pour l'arrêter; obstacles dérisoires pour un autre, insurmontables pour lui. Aussi n'est-il presque jamais arrivé à terminer une lettre, et quand par hasard il en avait achevé une, c'était pour la déchirer immédiatement.

« Lorsqu'on lui parle, il passe par plusieurs phases successives avant de répondre. Tout d'abord il reste silencieux, mais paraît ému, tourmenté. Il s'agite sur sa chaise, tourne et retourne la tête, cherche des yeux un appui, un soutien, soit dans le monde extérieur, soit dans son interlocuteur lui-même. Il lance alors un mot, commence une phrase, puis retombe aussitôt dans son silence. Enfin la parole sort brève, saccadée, pleine de colère et de menaces et son vocabulaire se ressent de la lutte qu'il a dû soutenir.

« Dans tous ses actes, il n'est pas moins troublé, moins indécis. Voyons-le lorsqu'il est arrêté et qu'on le sollicite à se promener. Il hésite d'abord, se remue, piétine un instant sur place, enfin il part. Mais il part dans une sorte d'élan, ses pas sont précipités, et il va, va sans s'arrêter. Les obstacles il les évite à peine, les personnes il les bouscule. Parti il lui est aussi difficile de s'arrêter, qu'il lui a été difficile de se mettre en route. Aussi marchera-t-il pendant des heures, toujours dans le même sens, toujours du même pas et souvent sans qu'aucune prière, sans qu'aucune menace soit capable de l'influencer. Pour mettre fin à cette course désordonnée, il est nécessaire parfois d'employer la force.

« S'agit-il pour lui de se mettre au lit, de prendre un bain? Il hésite et semble ne pas savoir quelle est la jambe qu'il avancera la première, sur quel côté il se couchera, et même après l'acte accompli il ne sait s'il a eu raison de se résoudre dans tel ou tel sens, si le contraire n'aurait pas été préférable. Il est poursuivi par cette pensée, par une espèce de remords, et alors il se tourne, se retourne dans son lit, change de position, se relève et reste souvent pendant des heures debout, en chemise, exposé aux intempéries de la saison, si on ne l'oblige pas à se coucher. »

Nous avons dit que l'inhibition pouvait être produite par l'hallucination. Or voici ce que nous lisons dans Esquirol :

« Quelques mélancoliques repoussent opiniâtrément toute nourriture; on en voit qui passent plusieurs jours sans manger, quoique ayant faim, mais retenus par des hallucinations, par des illusions qui enfantent des craintes chimériques.

« Un jeune homme qui depuis six mois, après un accès de manie aiguë, n'avait dit un mot ni exécuté un mouvement volontaire, saisit une bouteille pleine et la jette à la tête d'un domestique. Il reste immobile et silencieux : il guérit après quelques mois. Je lui demandai alors pourquoi il avait jeté cette bouteille. « Parce que, me répondit-il, j'enten-« dis une voix qui me dit : si tu tues quelqu'un, tu « seras sauvé. Au reste, la même voix me répétait « sans cesse depuis six mois : si tu bouges, tu es « mort ». Cette menace était la cause de l'immobilité de ce malade qui, guéri de ce premier accès, est mort dix-neuf ans après d'un accès de manie aiguë ».

CONCLUSIONS.

1° Le phénomène de l'arrêt intervient dans les actes psychiques, aussi bien que dans les actes bulbo-médullaires.

2° En pathologie mentale, on peut, à côté de l'impulsion, automatisme qui pousse à l'acte, décrire l'inhibition, automatisme qui empêche l'acte.

3° Au point de vue clinique, on doit distinguer l'aboulie de l'inhibition. L'aboulie est le non-vouloir ; l'inhibition serait le non-pouvoir à proprement parler.

4° Inhibitions et impulsions coexistent fréquemment chez un même malade.

Paris. — Typ. A. PARENT, A. DAVY, succr, imp. de la Faculté de médecine, 52, rue Madame et rue Corneille, 3.

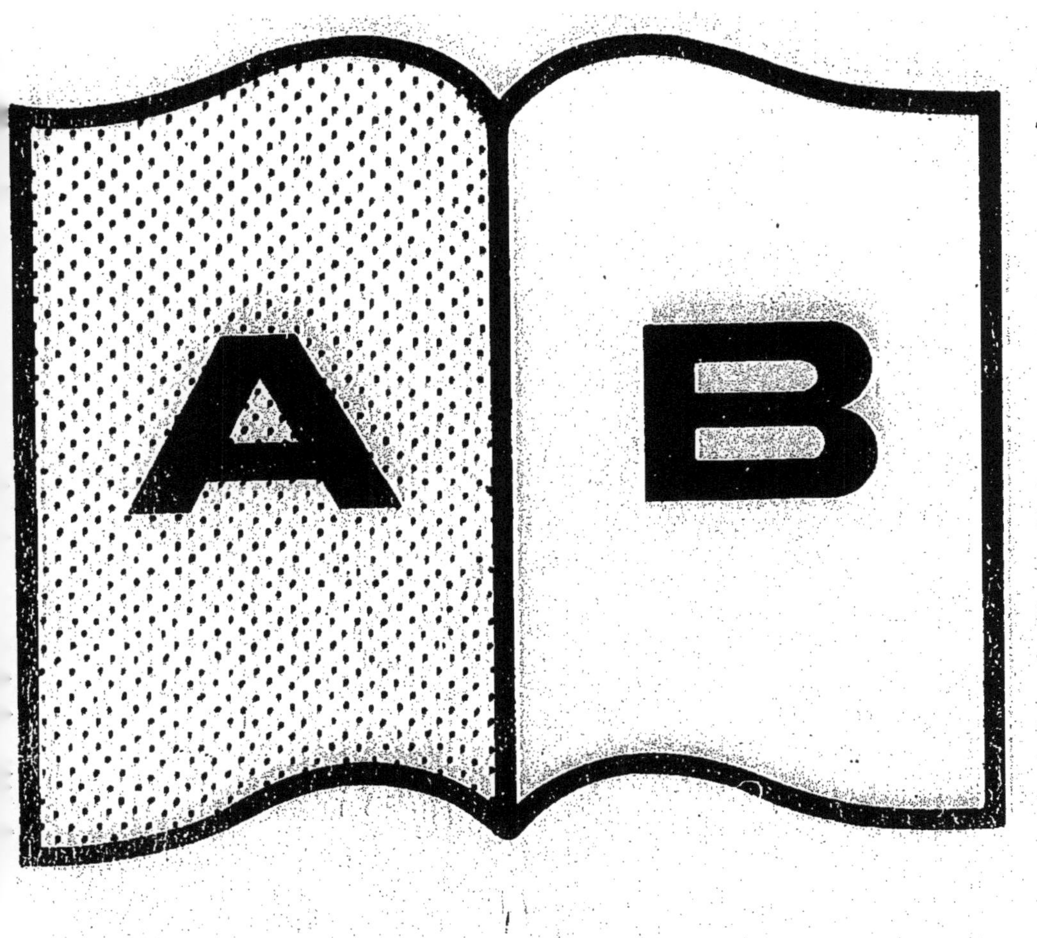

Contraste insuffisant

NF Z 43-120-14

www.ingramcontent.com/pod-product-compliance
Ingram Content Group UK Ltd.
Pitfield, Milton Keynes, MK11 3LW, UK
UKHW022319120726
13694UKWH00004B/1477